L'ÉVOLUTION

D'ÉVIAN-

LES-BAINS

COMME STATION THERMALE

PAR LE

Docteur F. CHIAÏS

*Que de choses ne sont jugées possibles
qu'après qu'elles ont été faites.*

PLINE, traduit par GUÉROULT.

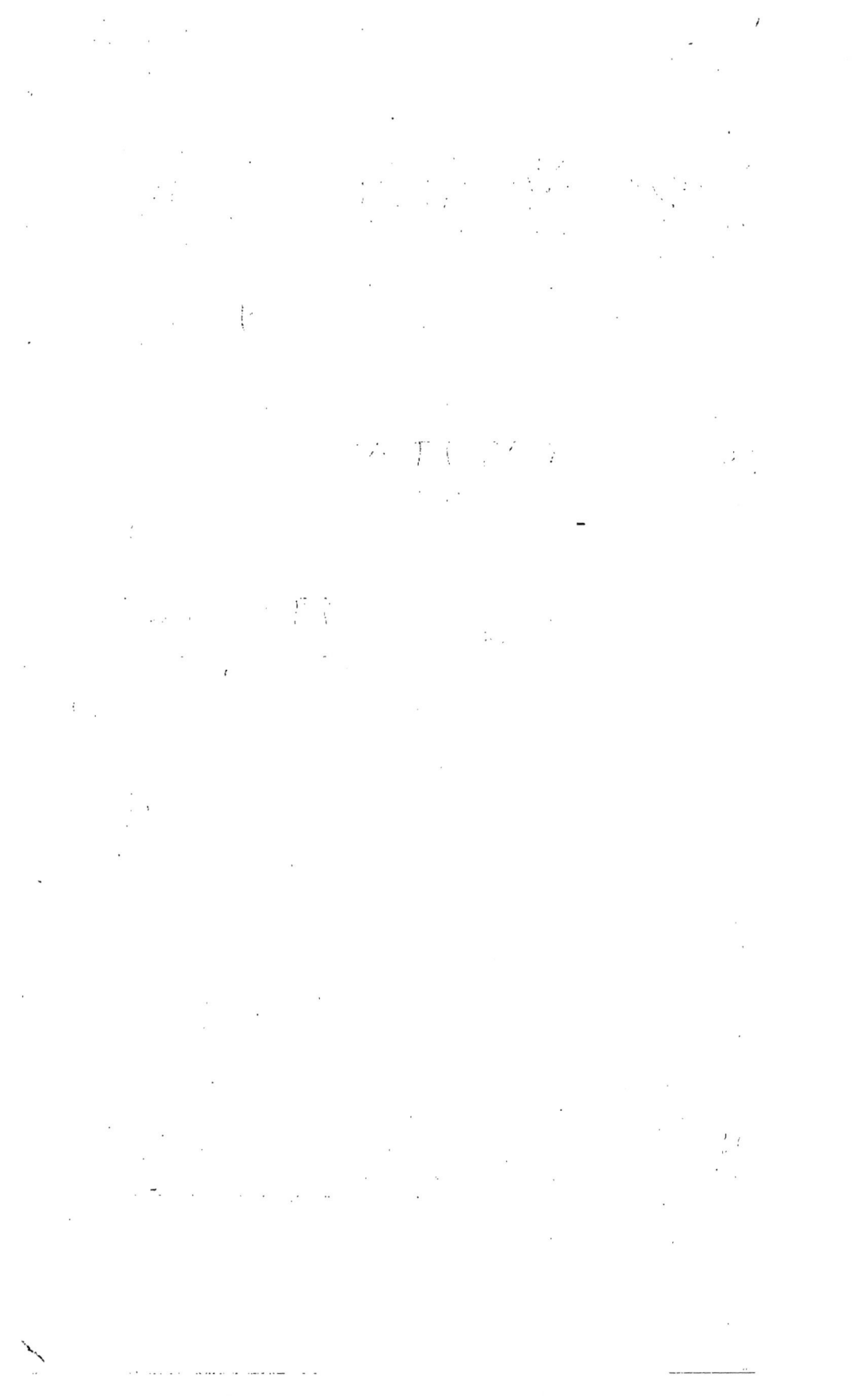

L'ÉVOLUTION

D'ÉVIAN-LES-BAINS

COMME STATION THERMALE

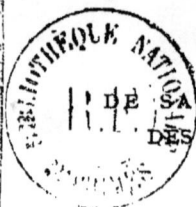

RÉSUMÉ SUCCINCT
DE SA TOPOGRAPHIE, DE SON HYGIÈNE,
DES INDICATIONS ET CONTRE-INDICATIONS
DE SES EAUX

*Que de choses ne sont jugées possibles
qu'après qu'elles ont été faites.*
PLINE, traduit par GUÉROULT.

PAR LE

Docteur F. CHIAÏS

Médecin consultant à Évian-les-Bains (Haute-Savoie)
Médaille de Bronze 1886, Médaille d'Argent 1890
Rappels de Médailles d'Argent 1891, 1892, 1896, 1897

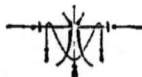

MENTON
IMPRIMERIE COOPÉRATIVE MENTONNAISE
Rues Prato et Ardoino
—
1898

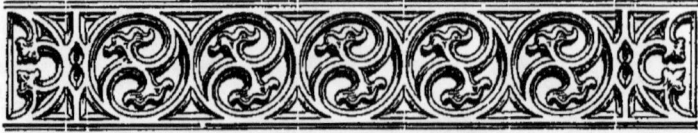

I.

ÉVIAN-LES-BAINS

SON DÉVELOPPEMENT COMME STATION THERMALE

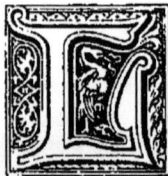

E touriste et le baigneur qui arrivent aujourd'hui à Évian sont ravis non seulement par la beauté du site, comme l'était Topffer au moment où il faisait son voyage en zigzag ; mais aussi par le charme qui enveloppe les villas disséminées dans ses environs, par la belle architecture de son port et de ses quais, par l'élégance de ses jardins publics, par la propreté qui règne dans la ville entière, par le confort de ses hôtels, par la sensation de bien être que l'on respire dans cette charmante petite ville qu'on a appelé à juste titre, la perle du Chablais.

En 1896, un banquet était donné par la Municipalité d'Évian aux membres des sociétés littéraires et savantes de la Savoie réunis en Congrès dans la ville d'Évian : un associé des plus distingués proposa, dans un toast plein d'humour, de désigner à l'avenir Évian par son anagramme Anvié. Les applaudissements unanimes des assistants consacrèrent cette dénomination nouvelle. Il sera bon, à l'avenir de la mettre à côté de la dénomination d'Evian-Perle-du-Chablais.

Si on veut se faire une idée exacte des transformations féériques qu'Évian doit à ses Eaux Thermales, il faut comparer ce que cette ville est en 1898, et ce qu'elle était en 1865.

Ce qu'était Évian en 1865 une lettre de Siméon Dornheim datée d'Amphion, 17 septembre 1864, et publiée dans la charmante étude de Francis Wey, sur la Haute-Savoie, éditée à Paris par L. Hachette en 1865, nous le dit :

« C'est une vieille cité dépourvue de quai
« et dont les murs viennent se mirer dans le
« lac. L'Eglise s'avance dans l'eau comme la
« carène d'un vaisseau amiral ; disposition
« précieuse pour les peintres, mais qui n'a pas
« d'autre avantage. Il faudrait approprier aux
« conditions d'une résidence thermale une
« ville construite avant que l'on ait songé à
« utiliser les cinq sources récemment décou-
« vertes, qui ont déjà valu à la petite capitale
« du *Jardin de la Savoie,* une faveur euro-
« péenne et qui l'enrichiront un jour. » (1)

Les vœux de Siméon Dornheim ont été
réalisés.

Quelles étaient les conditions de confort
et les conditions financières d'Évian avant 1865.

Topffer va nous l'apprendre.

Nous lisons dans ses premiers voyages en
zigzag de 1841 la spirituelle boutade suivante:

« Affamés et haletants, nous envahissons

---

(1). — Francis Wey — *La Haute-Savoie.* — Récits
d'histoire et de voyage, Paris L. Hachette 1865.

« l'hôtel du Nord, où notre tombée fera
« époque (*la caravane comptait 24 voyageurs*).
« Ni l'hôtel, ni la ville ne nous attendaient ;
« on recherche de toute part ce qu'il peut y
« avoir d'œufs, de lait, de saucisses dans la
« ville d'Évian ; à la fin les denrées arrivent :
« il y a juste de quoi, et rien de trop. Il faut
« payer, M. Topffer donne un de ses billets
« de cent francs. Nouvelle dispersion des gens
« de l'hôtel, qui recherchent de toute part ce
« qu'il peut y avoir de numéraire dans la ville
« d'Évian. A la fin les écus arrivent, on rend
« à M. Topffer soixante-dix francs sur ses cent
« francs : mais voilà la place réduite au papier
« pour longtemps, heureusement à Évian,
« l'industrie est calme, comme un bourgeois
« qui fait sa sieste sous un arbre du verger (2).»

Ce qu'est la situation financière d'Évian en
1898, l'éloquence de l'extrait suivant copié
dans le n° 292 de l'Évian-Programme va le

---

(2). — Topffer. — *Premiers Voyages en Zigzag*.
Paris, Garnier frères.

dire au lecteur : *Fête de bienfaisance du 20
février 1898.* « Dans un magnifique élan de
« charité, notre population, secondée par la
« Municipalité avait organisé une cavalcade
« au profit du double sinistre de Grande-Rive.
« Incendiés, veuves et enfants des naufragés
« ont été secourus... Le résultat de cette fête
« s'est chiffré par près de 3000 francs. »

La devise commune à la Municipalité d'Évian-
les-Bains et à la Société des Eaux est *Excelsior.*

« Les travaux d'embellissement de la station
« ont pris cette année une extension inusitée. »
lisons-nous dans le même numéro d'Évian-
Programme. « D'abord, c'est la superbe ave-
« nue du Général Dupas reliant le quai de
« Blonay à l'avenue de la Gare, ainsi que les
« deux jardins paysagers qui l'entourent ;
« l'ouverture du chemin des Grottes qui dote
« la ville d'une promenade pittoresque de plus,
« et l'élargissement de l'avenue des Sources. »

A signaler à côté de ces embellissements
« l'installation de la lumière électrique, la
« construction du nouvel hôpital et les mille

« petits détails d'embellissements qui concou-
« rent, eux aussi, à la beauté et à l'harmonie
« de l'ensemble. »

Voilà la part de la municipalité.

Voici la part de la Société des Eaux.

La Société des Eaux a transformé son ancien Grand Hôtel des Bains « en ce vaste et
luxueux caravensérail qui s'appelle aujour-
d'hui le Splendide Hôtel et qui couronne les
hauteurs d'Évian comme un véritable monu-
ment de sa prospérité. Quand le Splendide
Hôtel sera relié a l'Établissement thermal par
le petit tramway actuellement en construction
on constatera que la Société des Eaux aura
fait pour assurer le confort des baigneurs, tout
ce qu'il est matériellement possible de faire.»

Nous sommes loin de la situation que Siméon Dornheim, le compagnon de route de
Francis Wey, trouvait encore en 1864.

« Le renom des bienfaisantes naïades d'É-
« vian va grandissant de jour en jour, dit-il. Il
« a fallu construire au sommet de la ville, au
« milieu d'un beau parc distribué par gradins,

« un nouvel établissement. Ce palais, d'où l'on
« jouit d'un point de vue splendide, ne com-
« munique guère avec la cité que par des
« ruelles étroites, encaissées de murailles, et
« ces couloirs sont d'une fâcheuse malpro-
« preté. »

Il n'y a pas de ville aujourd'hui qui soit
plus propre qu'Évian.

Les 23 compagnons de Topffer n'auraient
plus aujourd'hui à mobiliser les gens des hôtels
pour pouvoir déjeuner et faire la monnaie de
100 francs, mais aussi la note de leur 24 dé-
jeuners s'éléverait-elle au peu au-dessus de la
somme de trente francs que paya Topffer, le
chef de la caravane.

On peut cependant, encore vivre à Évian, à
très bon marché.

L'établissement thermal de 1865 que Siméon
Dornheim appelait un palais (nous sommes un
peu plus exigeants aujourd'hui) ne nous suffit
plus ; aussi sera-t-il, avant 1900, remplacé par
un magnifique établissement moderne.

L'emplacement de la buvette restera au

centre de la ville, où elle se trouve actuellement ; mais l'établissement des bains, de l'hy-
drothérapie, de l'électrothérapie, du massage
se dressera monumental sur le quai de Blonay
en face du lac, près de la splendide demeure
de M. Lumière, non loin du château que M. de
Blonay légua à la ville d'Évian pour servir de
salon commun à toute la colonie étrangère.

Ce qui enchantait Siméon Dorhneim en 1864,
nous ravit encore. « Évian, écrivait-il, grâce à
ses tours et à ses trois châtellenies forme un
contraste saisissant avec l'azur de son lac, la
jeunesse de ses campagnes, et la beauté re-
nommée des jeunes filles, que l'on voit circu-
ler lestes et souriantes sous leurs petits bonnets ronds. Le sang est généreux au pays de
Gavot, comme partout où se trouvent réunies
ces cinq conditions : un air très vif, un climat
doux, des eaux pures, un horizon spacieux et
un sol richement boisé. »

C'est un hollandais qui écrit avec cet en-
thousiasme.

Les jeunes filles d'Évian de 1898 sont aussi

belles, aussi lestes, aussi souriantes qu'étaient
les jeunes filles d'Évian de 1864, mais les petits bonnets ronds ont cédé la place aux cha-
peaux à la mode de Paris. Certainement le
pittoresque a perdu à la transformation. La
beauté des jeunes filles y a-t-elle gagné ? Il
faudrait que Dornheim put revenir pour donner réponse à pareille question.

II

LES EAUX D'ÉVIAN

INDICATIONS ET CONTRE-INDICATIONS

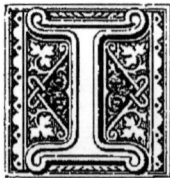

~~~~

L y a moins d'un siècle les Eaux d'Évian n'avaient pas d'existence médicale scientifiquement établie. La première analyse fut faite en 1808 par Tingry, professeur de chimie de l'Académie de Genève (1). Les premières observations cliniques

---

(1). — Tingry. — *Analyse des eaux minérales savonneuses d'Évian.* — Lue à la Société de physique et d'histoire naturelle de Genève, le 14 janvier 1808, par

publiées par le Docteur Rieux remontent à
1837 (2).

Sa faible minéralisation, sa température de
11 degrés centigrades, sa très faible saveur
alcaline la recommandaient fort peu à l'attention
des médecins et peu à l'attention des malades.

Le hasard, qui a sa part dans toutes les
découvertes, fut, le 19 juin 1790, la bonne fée
qui la présenta pour la première fois aux malades, étrangers à Évian, comme eau thérapeutique de très grande valeur. De Lesser, natif
de Chédrat (Puy-de-Dôme), demeurant à Lausanne, était en traitement à Amphion. Le
mauvais temps continu le retint à Évian. Il
but à la source savonneuse, aujourd'hui source
Cachat, et rendit le lendemain beaucoup de
gravier d'origine vésico-rénale. Il compléta sa

M. Tingry, professeur de chimie à l'Académie de
Genève, etc. — A Genève, de l'Imprimerie des
successeurs Bonnant, 1808.

(2).— Rieux.— *Notice sur les eaux minerales al-
calines d'Évian.* — Genève, 1837, Librairie de Mlle
Chateauvieux.

cure, en continuant l'usage de ces eaux, du 18 juin 1790 au 23 septembre 1792.

Nous devons à l'amabilité de M. A. Duplan, ancien maire d'Évian, connaissance du document qui établit la réalité des dates que nous venons de transcrire. Il nous paraît utile de reproduire ce document parce qu'il démontre que, si la cure de De Lesser fut la première qui eut un grand retentissement, les eaux savonneuses n'en étaient pas à leur premier effet médical. Leur valeur thérapeutique s'affirmait depuis un temps immémorial comme le démontre le document que nous allons reproduire.

DÉLIBÉRATION DU CONSEIL MUNICIPAL
DU 19 FÉVRIER 1793.

L'an II de la République Française 1793 et le 19 février, à Évian, dans la Chambre commune, la Municipalité assemblée aux personnes des citoyens Claude Joseph Baud, 1er officier municipal, président en l'absence du Maire, Charles Thiébaud, Antoine Bron, officiers municipaux, et des citoyens Pierre Guilliot et Gaspard Billiod Notables, remplaçant les officiers municipaux absents : sur la pétition de Jean Lezer (de Lesser) natif de Chédrat département du Puy-de-Dôme, dans sa lettre écrite de Lausanne du 8 février courant et ouï le Procureur de la Commune, a arrêté d'accorder au dit Lézer, le certificat par lui demandé, d'avoir pris les eaux savonneuses de la présente ville, dès le 18 juin 1790 jusqu'au 23 septembre dernier, qu'il a habité la présente ville dès le 18 juin 1790 jusqu'au 23 septembre dernier, qu'il a habité la présente ville où il s'est conduit d'une manière exemplaire et qu'il a encore continué dès lors l'usage des dites eaux jusqu'à présent, s'en faisant transporter à Lausanne où il habite dès la susdite date ainsi qu'il est notoire et d'ailleurs attesté en cette commune par des personnes dignes de foi, *et c'est d'après l'avis des médecins qu'il nous a fait exhiber étant iceluy atteint de la maladie de la pierre, gravelle, pour laquelle on ordonne les dites eaux.*

Signé : BLONAY, maire,
BAUD — THIÉBAUD — BUGNIET — BRON.

La cure de De Lesser eut un grand retentissement. En 1808, Tingry notait dans les observations générales qui accompagnent son analyse que « l'usage qu'on en fait depuis lors « sur les lieux et dans les départements voisins

« où on les transporte, accroît cette réputation.
« Elle s'est établie graduellement, sans aucun
« prôneur intéressé, et seulement par l'heureuse
« circonstance qui rassemble annuellement
« autour d'elle des personnes destinées à faire
« les honneurs d'une source rivale, celle
« d'Amphion ».

Tingry nous donne déjà en 1808 la raison
de ce succès : « Elles présentent aux buveurs ·
« un grand avantage, c'est que le bien-être
« ne se fait pas attendre ».

C'est par milliers que les malades viennent
aujourd'hui à Évian. C'est par centaines de
mille bouteilles que les Eaux d'Évian sont
exportées à ce jour.

TOPOGRAPHIE

Sur la topographie d'Évian, et sur les conditions hygiéniques d'Évian je ne dirai qu'un
mot.

La ville est assise au milieu d'un nid de
verdure sur la rive méridionale du lac Léman.

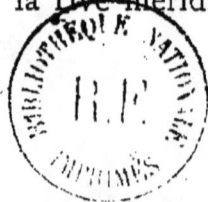

**

Elle a, en face, Lausanne et les côtes vaudoises
plantées de vignes ; à sa droite, au fond du
Haut-Lac, Vevey, Montreux, Territet et les
montagnes qui garantissent ces villes du vent
du Nord ; à sa gauche, du côté de Genève, se
profilent sur l'horizon, dans la direction du Sud-
Ouest-Nord-Est, les montagnes du Jura ; le
panorama s'étend sur plus de 200 kilomètres ;
il se reflète dans ce vaste miroir d'eau bleue
qui forme le Lac Léman, dont le grand axe
mesure plus de 60 kilomètres, l'axe transversal,
en face d'Évian, s'étend sur 13 kilomètres.

Immédiatement en arrière d'Évian, du côté
Sud s'élève en gradins richement cultivés et
abondamment plantés d'arbres fruitiers et d'es-
sences forestières une moraine gigantesque que
couronnent, à l'extrémité Est, les Rochers de
Mémise et le puissant massif de la Dent d'Oche.
De la partie élevée de la moraine on voit, à
une quarantaine de lieues à vol d'oiseau, se
dresser le Mont-Blanc. Au-dessus de ce splendide paysage s'étend un véritable ciel méridio-
nal au bleu profond.

Le bleu lumineux du lac traduit avec tant

d'éclat le bleu du ciel qu'un montagnard du Valais, raconte la légende, arrivé en face du lac s'arrêta étonné ; il fut pris de terreur et ne voulut pas continuer son voyage dans un pays où le ciel était tombé sur la terre.

HYGIÈNE

En hygiène, la municipalité d'Évian a réalisé l'an dernier, le rêve des médecins. Les eaux potables de la ville, bien captées, profondément canalisées, sont distribuées à profusion aux habitants et elles coulent en abondance à toutes les fontaines publiques. Le tout à l'égout a été réalisé avec les derniers perfectionnements. De nombreux bassins de chasse entraînent au loin, dans les profondeurs du lac toutes les matières organiques susceptibles de subir des fermentations putrides (1). Les rues sont lavées à grande eau plusieurs fois par jour.

(1). — Voir dans la quatrième partie de notre plaquette l'appréciation du Comité consultatif d'hy-

Pour donner toute garantie de salubrité, aux habitants et aux étrangers, la municipalité a fait exécuter ces travaux sur les plans de M. Bechmann, ingénieur en chef des Ponts-et-Chaussées, chef du service de l'assainissement de Paris, professeur à l'École Nationale des Ponts-et-Chaussées (1).

INDICATIONS ET CONTRE - INDICATIONS
DES EAUX D'ÉVIAN

Les indications et les contre-indications des Eaux d'Évian sont posées par leur action physiologique. La clinique confirme les prévisions

---

giène publique de France sur les projets exécutés à Évian, et pour la distribution des eaux potables et sur le système d'égouts adoptés et exécutés par la municipalité à Évian-les-Bains.

(1). — Bechmann. — *Assainissement et amélioration de la distribution des eaux*. — Rapport de M. Bechmann, ingénieur en chef des Ponts-et-Chaussées. chef du service technique de l'assainissement de Paris, professeur à l'École nationale des Ponts-et-Chaussées, 1893, Évian-les-Bains, Imprimerie Munier.

de la Physiologie. Il n'y a pas d'eau minérale dont on puisse mieux voir le mode d'action et mieux saisir le processus thérapeutique.

L'action des Eaux d'Évian (1) sur l'homme en état hygide parfait se traduit par la suractivité de la fonction rénale. Une heure et demie à deux heures après l'ingestion du premier verre d'eau les reins éliminent, à chaque révolution totale du sang, de 15 à 16 fois plus de liquide urinaire qu'ils n'en éliminaient antérieurement. La densité de l'urine tombe à 1005 et même à 1002.

Deux à trois heures après l'ingestion du dernier verre d'eau les reins ont éliminé une quantité d'urine égale et quelquefois même supérieure à la quantité d'eau ingérée.

Rapide absorption par les voies digestives.

---

(1). F. Chiaïs. — *Eaux d'Évian et arthritisme*, action curative des Eaux d'Évian dans les perversions nutritives des arthritiques caractérisées par de l'hypoazoturie ou du déséquilibre urinaire — *Leur mode d'action* 1890. Paris G. Masson éditeur, Montpellier, Camille Coulet.

Rapide diffusion dans l'organisme ; Rapide élimination par les reins : tels sont les trois effets réalisés immédiatement par les Eaux d'Évian méthodiquement administrées.

Sur l'homme malade il faut pouvoir produire ce triple résultat pour que le traitement par les Eaux d'Évian manifeste tous ses effets thérapeutiques (1).

Quand il est réalisé, si on le maintient pendant 15 à 18 jours, on constate que la nutrition est activée, que la somme totale des matériaux urinaires solides des 24 heures est augmentée. Les aliments albuminoïdes arrivent à un degré de réduction plus avancée que dans les conditions normales de la nutrition. Les chlorures sont éliminés en plus grande quantité. La réduction de l'oxyhémoglobine se fait, pendant le passage de l'eau, trois fois plus vite que dans l'état physiologique (2).

---

(1). F. Chiaïs. — Les Eaux d'Évian dans l'arthritisme, la neurasthénie, la goutte. Paris, 1896 (Société d'éditions scientifiques.

(2). F. Chiaïs. — L'action intime et les indications

Les indications du traitement par les Eaux
d'Évian sont posées par les connaissances d'ordre physique et d'ordre chimique que nous
venons de résumer.

Leur rapide élimination par les voies urinaires, et la nature des urines qu'elles pro-
voquent nous montrent qu'on les emploira
utilement dans toutes les maladies où le lavage
des voies urinaires est indiqué : dans les cys-
tites chroniques, dans les catarrhes vesicaux
dans les maladies des bassinets et des uretères
et toutes les fois qu'il s'agit d'entraîner hors
des voies urinaires soit du pus, soit du mucus,
soit des calculs.

Les modifications d'ordre chimique qu'elles
produisent les rendent utiles dans tous les

---

thérapeutiques des Eaux d'Évian. Chimie biologique et hématospectroscopie. Paris, 1897, Société
d'éditions scientifiques.

(1). F. Chiaïs. — *Action curative des Eaux d'É-
vian* dans les perversions nutritives des arthritiques
caractérisées par de l'hypoazoturie ou du déséquilibre urinaire. 1890, Paris, G. Masson éditeur. Montpellier, Camille Coulet.

troubles nutritifs caractérisés soit par le ralentissement dans la circulation intra-organique de l'eau des boissons, soit par l'affaiblissement de la désintégration imparfaite des résidus de la nutrition, soit par une réduction incomplète des albuminoïdes (1). Leur action sur la réduction de l'acide urique et des corps voisins (2) les indique dans la diathèse urique, quelle que soit la forme qu'elle revête : goutte, gravelle rénale, gravelle intestinale, gravelle hépatique, diabète, obésité, asthme, dyspepsie, etc.

Le surmenage, qui amène progressivement l'affaiblissement des fonctions aérobies et des fonctions anaérobies des cellules de l'organisme; qui trouble profondément les fonctions gastro-intestinales ; et qui frappe d'irrégularités fonctionnelles tout le système nerveux, n'a pas de meilleur correctif que le traitement par les Eaux d'Évian.

L'action réductrice que le traitement métho-

---

(2) F. Chiaïs. — *L'action réductrice des Eaux d'Évian sur l'acide urique et les corps voisins.* 1898, Paris, Société d'éditions scientifiques.

dique par les Eaux d'Évian exerce sur l'oxy-hémoglobine (1) nous dit pourquoi les chloroses rebelles à l'action des ferrugineux, sont, elles aussi, traitées avec succès à Évian.

Les contre-indications du traitement par les Eaux d'Évian sont, comme les indications, posées par leur action physiologique.

Toutes les fois qu'il y a suractivité de la réduction des albuminoïdes et augmentation par conséquent très accentuée de l'urée urinaire; toutes les fois qu'il y a réduction trop active de l'oxyhémoglobine; les Eaux d'Évian sont contre-indiquées. Elles sont contre-indiquées aussi si les maladies énumérées dans les indications sont compliquées de poussées aiguës. Les poussées sub-aiguës ne sont point une contre-indication, car on modère ces poussées sub-aiguës par l'action sédative que donnent les bains avec les Eaux d'Évian.

---

(1) F. Chiaïs. — *L'action intime et les indications thérapeutiques des Eaux d'Évian, Chimie biologique et hématospectroscopie.* Paris, 1897, Société d'éditions scientifiques.

Quand les reins sont malades les Eaux d'Évian peuvent être utiles, mais il faut alors agir avec prudence ; les grandes quantités d'eau sont nuisibles ; des quantités faibles longtemps continuées rendent, au contraire, de très grands services si on réalise la diurèse rapide et totale de ces faibles quantités, car on diminue ainsi la somme totale de l'acide urique et des corps voisins, on réduit les toxines et on empêche les accidents urémiques.

Un des effets des Eaux d'Évian que laissait moins deviner leur action physiologique mais que nous a révélé l'observation clinique c'est l'action régularisatrice que le traitement méthodique par les Eaux d'Évian exerce sur la tension circulatoire (1). Quand elles sont rapidement éliminées par la sécrétion urinaire, la tension affaiblie est relevée, la tension

---

(1) Dr F. Chiaïs. — *Troubles nutritifs chez les artério-scléreux* — *Leur traitement* — *Indications que remplit l'eau d'Évian,* 1892, Montpellier, Camille Coulet, libraire, éditeur.

élevée est abaissée. Ces deux effets en apparence contradictoires sont la conséquence du même effet, c'est-à-dire de la régularisation des fonctions chimiques de la nutrition. C'est cette régularisation de la circulation qui nous donne la raison de l'action que le traitement par les Eaux d'Évian exerce sur les engorgements viscéraux hépatiques, utéro-ovariens, rénaux, etc.

L'hypertension liée à l'hyperazoturie n'est pas du ressort immédiat des Eaux d'Évian à l'intérieur ; il faut pour arriver au résultat thérapeutique diminuer d'abord l'hyperazoturie par un régime approprié et la mise en pratique d'une balnéation tiède longtemps prolongée.

Le traitement par les Eaux d'Évian bien dirigé est toujours rapidement apprécié par les malades. Quelques jours suffisent pour que le bien-être s'affirme. C'est la remarque que faisait Tingry en 1808. C'est la remarque que nous faisons en 1898.

Leur action ne produit pas seulement un mieux-être momentané. Deux à trois traitements

réalisent une inversion du type nutritif (1). Les
méfaits du surmenage disparaissent   et les
neurasthéniques débarassés de leurs inquié-
tudes nerveuses reprennent goût à la vie.

Quand on étudie l'action physiologique et
les actions thérapeutiques des Eaux d'Évian
on va de surprise en surprise. L'étonnement
qu'elles ont suscité dans notre esprit nous a
fait comprendre la vérité de cette remarque
de Pline. *Combien de choses ne sont jugées
possibles qu'après qu'elles ont été faites ?* Quam
multa fieri non posse, priusquam sint facta,
judicantur ? (2).

---

(1) Dr F.Chiais.— *Neurasthénie et Goutte hypoazoturiques. Leur traitement par les Eaux d'Évian.* —
1891. Montpellier Camille Coulet, Libraire Editeur,
Paris, Masson, libraire éditeur.

Dr F. Chiais — *Nutritions pathologiques et Eaux
d'Évian.* — *Transformation de la nutrition hypoazo-
turique en nutrition normale. 1891.* Montpellier
Camille Coulet, libraire éditeur.

(2) Pline. — *Histoire des Animaux,* traduite en
Français par Guéroult, Paris 1845, chez Lefèvre
libraire, et chez Garnier-frères, libraires.

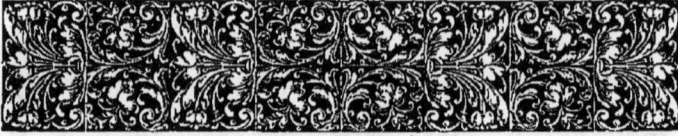

III

LES EAUX D'ÉVIAN

A L'ACADÉMIE DE MÉDECINE

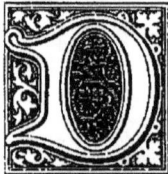

ÉTERMINER l'action intime et profonde des Eaux d'Évian sur la
nutrition des malades frappés par
l'hérédité morbide arthritique, en appliquant
les données de la physique, de la chimie biologique, et des physiologies normale et pathologique aux constatations cliniques : tel a été
le but que se sont proposés depuis dix ans les
médecins qui ont eu à s'occuper de l'étude de
l'action thérapeutique des Eaux d'Évian.

C'est à la suite de ces recherches que l'Académie

de Médecine a eu, presque annuellement depuis
1888, à s'occuper des Eaux d'Évian, dans ses
rapports annuels sur le service médical des
eaux minérales de la France.

Avant 1888, les observations publiées sur
les effets des Eaux d'Évian n'étaient point
appuyées par des constatations matérielles
d'ordre chimique.

Avant cette date on pouvait rapporter au
changement de régime, au changement de
climat ce qui était le réel effet de l'action des
Eaux d'Évian. Aujourd'hui on ne peut plus
nier avec de semblables arguments, comme
on l'a fait autrefois, l'action des Eaux d'Évian.

L'action intime et profonde des Eaux d'É-
vian a reçu, grâce aux progrès de la chimie
biologique, de la physiologie normale et de la
physiologie pathologique, la consécration de
l'Académie de Médecine.

L'Académie de Médecine a faites siennes,
par son approbation, les conclusions des
médecins qui ont étudié, et le mode d'action intime des Eaux d'Évian et les condi-

tions qu'il faut réaliser pour obtenir cette
action.

Les Travaux sur les Eaux d'Évian n'ont été
récompensés que depuis 1889.

C'est en 1889 que M. le Dr Chiaïs obtenait
de M. le Ministre du Commerce sur proposi
tion de l'Académie de Médecine, une médaille
de bronze pour ses premières recherches sur
les Eaux d'Évian. Ce travail portait pour titre:
L'action physiologique de l'Eau d'Évian. Il est
resté inédit à cause de ses imperfections. L'A-
cadémie l'avait signalé à l'attention de M. le
Ministre du Commerce parce que, dit le Rapporteur « tout en accusant de nombreux défauts
« d'exécution, il a été néanmoins conçu dans
« un bon esprit scientifique et représente une
« tentative que l'Académie tient à encourager. »

Deux ans après, en 1890, le même médecin
obtenait une médaille d'argent pour son étude
intitulée : *L'action curative des Eaux d'Évian
sur les perversions nutritives des arthritiques
caractérisées par de l'hypoazoturie et du déséquilibre urinaire.*

Voici le jugement que portait sur ce travail
M. le professeur agrégé Robin, rapporteur de
la Commission des Eaux minérales de l'Académie de Médecine.

« En 1888, l'Académie a récompensé par une
médaille de bronze un travail de M. Chiaïs,
médecin consultant à Évian. Quoique incomplet
sous certains rapports, ce travail indiquait des
tendances scientifiques que votre rapporteur se
loue d'avoir encouragées, puisque M. Chiaïs
présente cette année un des meilleurs mémoires que la commission ait eus à examiner. Il
est intitulé : *Action curative des eaux d'Évian
dans les perversions nutritives des arthritiques
caractérisées par de l'hypoazoturie et du déséquilibre urinaire.*

« Voici les faits nouveaux que M. Chiaïs a
bien mis en relief :

1º La nécessité d'une absorption et d'une
élimination rapides sont une des conditions
du succès des Eaux d'Évian ;

2º Il existe une véritable disjonction entre
l'élimination de l'eau et celle des matières
solides de l'urine ;

3° La somme totale des matériaux solides de l'urine augmente pendant le traitement,et cette augmentation persiste après la cure ;

4° Avec le retour de l'équilibre urinaire, l'acide urique et l'acide phosphorique reviennent à la normale ;

5° Dans tous les cas où il existe de l'hypoazoturie, la quantité d'urée peut doubler pendant le traitement.

« Il résulte de ces faits une conclusion de la plus haute importance, conclusion qui paraît bien démontrée par l'examen des nombreuses analyses et des tracés de M. Chiaïs, c'est qu'une des indications urgentes de l'eau d'Évian dans les maladies qui relèvent de cette cure, c'est l'hypoazoturie permanente ; c'est enfin que la médication a produit son effet et que la cure doit être suspendue quand l'hypoazoturie a disparu et quand l'acide urique n'existe plus qu'à l'état de traces.

« L'Eau d'Évian est donc non seulement un puissant moyen d'élimination, mais elle exerce aussi une indiscutable action sur l'oxydation des matières azotées.

***

« Le mémoire de M. Chiaïs mérite donc une mention particulière. Les modifications subies par la nutrition pendant la cure d'Évian ont conduit l'auteur à formuler une indication nouvelle dont la valeur semble définitivement acquise. Il est hors de doute que si le même travail était fait pour toutes nos eaux minérales, l'hydrologie française subirait une véritable résurrection. »

M. le Docteur Bordet obtenait cette même année de M. le Ministre de l'Intérieur, sur proposition de l'Académie de médecine, une médaille de bronze pour son *Étude physiologique de la Source Cachat*. Il posait comme indications des eaux de la Source Cachat « les maladies où la nutrition fléchit et les affections où l'osmose est entravée (1).» On voit, dit M. le Rapporteur que MM. Chiaïs et Bordet arrivent

---

(1) Rapport général à M. le Ministre de l'Intérieur sur le service médical des Eaux minérales de la France pendant l'année 1898, fait au nom de la commission permanente des eaux minérales de l'Académie de médecine, par M. Robin, membre de l'Académie. Paris. G. Masson, éditeur.

à des conclusions à peu près identiques, et que leurs recherches précisent d'une manière très scientifique les indications et les contre-indications de la cure d'Évian.

En 1891, c'est le travail du Docteur Chiaïs portant pour titre *Nutritions pathologiques et Eaux d'Évian. Transformation de la nutrition pathologique en nutrition normale* qui valait aux recherches sur les Eaux d'Évian, de la part de M. le Ministre de l'Intérieur, sur proposition de l'Académie de médecine, un rappel de médaille d'argent.

En 1892 la même récompense était accordée au même médecin consultant d'Évian pour un nouveau travail intitulé : *Neurasthénie et goutte hypoazoturiques. Indications que remplit l'Eau d'Évian.*

En 1896, nouveau rappel de médaille d'argent aux Eaux d'Évian pour une étude portant pour titre: *Les Eaux d'Évian dans l'arthritisme, la neurasthénie et la goutte,* par le Dr Chiaïs.

En 1897 ce sont les deux mémoires intitulés l'un *L'action intime et les indications thérapeu-*

*tiques des Eaux d'Évian — Chimie biologique
et hématospectroscopie.*

L'autre : *Notes cliniques sur les Eaux d'É-
vian. Sommes-nous tous égaux devant les Eaux
d'Évian ? Restons-nous toujours égaux à nous-
mêmes devant les Eaux d'Évian ?* qui valurent
encore au Docteur Chiaïs, grâce à la bienveil-
lance de l'Académie de médecine, un nouveau
rappel de médaille d'argent.

Nous soumettons cette année au jugement
de l'Académie de médecine un travail déjà
imprimé qui porte pour titre : *L'action réductrice des Eaux d'Évian sur l'acide urique et
les corps voisins.* C'est une nouvelle contribu-
tion d'efforts analytiques apportée à l'étude de
l'action intime des Eaux d'Évian. Les faits que
nous présentons sont d'ordre mathématique.
Les nombres viennent au service du médecin,
non seulement, en pathologie, pour la constitu-
tion des doctrines relatives aux maladies ; mais
aussi, en clinique, pour établir la réalité incon-
testable de l'action des agents qu'il emploie en
vue d'un bienfait curateur.

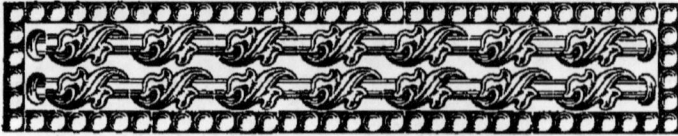

IV

ÉVIAN-LES-BAINS

AU COMITÉ CONSULTATIF D'HYGIÈNE PUBLIQUE
DE FRANCE

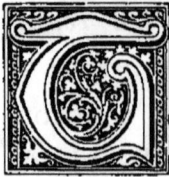

～～～

OURISTES et malades se préoccupent comme les médecins, des conditions hygiéniques des pays qu'ils visitent et des pays où ils séjournent.

Il est du devoir des municipalités qui administrent les villes où les étrangers accourent, soit par raison de santé, soit par besoin de distraction, de leur assurer les meilleures conditions d'hygiène et comme eau potable et comme égouts et comme sol et sous-sol des voies publiques, car les étrangers non acclimatés sont souvent plus vulnérables que les habitants.

Les habitants nés dans ce même milieu se sont, pour ainsi dire, graduellement vaccinés contre des conditions hygiéniques défectueuses.

La municipalité d'Évian a fait comme distribution d'eaux potables, comme égouts, comme sous-sol et comme sol des voies publiques, tout ce qui pouvait être conçu de mieux dans les conditions actuelles de nos connaissances en hygiène publique. Avant de passer à l'exécution de ses projets elle les a soumis au comité consultatif d'hygiène publique de France. Il peut être intéressant de connaître l'avis de ce comité formé par la réunion des plus hautes compétences en hygiène publique et privée.

C'est le rapport même de M. le Dr Bergeron rapporteur, que nous allons publier. Le lecteur pourra se convaincre qu'on ne pouvait pas mieux faire qu'on n'a fait à Évian pour donner satisfaction absolue à tous les desiderata des hygiénistes.

La nouvelle installation des eaux potables

assure à chaque habitant 575 litres d'eau par jour.

COMITÉ CONSULTATIF D'HYGIÈNE PUBLIQUE
DE FRANCE

—

Séance du 24 Février 1896

—

DIRECTION
DE
L'ASSISTANCE
ET DE
L'HYGIÈNE
PUBLIQUE

EAUX POTABLES.
PROJET D'ALIMENTATION
DE LA COMMUNE D'ÉVIAN-LES-BAINS

—

M. le Dr BERGERON, rapporteur.

—

Rapport sur un projet d'amenée d'eau des-
tinée à l'alimentation de la ville d'Évian et sur
une construction d'égouts.

———

La population d'Évian est déjà pourvue
d'une eau potable de bonne qualité, mais
l'absence de réservoirs nuit parfois à la régu-
larité du service et de plus les conduits sont
en mauvais état.

Le projet comporte donc la construction de
deux réservoirs et la mise en état des tuyaux

de conduite, mais il comporte, en outre, la réfection d'égouts qui sont aujourd'hui dans un
état très défectueux.

Les eaux d'alimentation sont fournies par
deux sources : l'une dite *Grande Source* débite
20 litres par seconde ; l'autre dite *Source du
Miat* ne donne que 6 litres. Ensemble : 26 litres ou 2.304 m. c. par 24 heures, soit 575 litres par tête et par jour.

Le réservoir de la Grande Source aura
300 m.c. de capacité, celui de la Source du
Miat 60 m.c. Le service est donc largement
assuré non seulement pour la consommation
domestique des habitants, mais aussi pour les
services municipaux : lavage des rues et incen-
dies.

L'eau des sources avait-elle été déjà l'objet
d'une analyse chimique et bactériologique ? Je
ne sais, car on n'en trouve pas trace au dossier ;
mais ce que je constate, c'est que la municipalité d'Évian a tenu, avant de commencer les
travaux, à s'assurer de la parfaite qualité de
ses eaux de source, et dans ce but s'est direc-

tement adressée au laboratoire du comité dont
les recherches ont donné, au double point de
vue de la composition chimique et de la bacté-
riologie des résultats assez satisfaisants pour
que M. Pouchet ait pu déclarer, comme conclusion, que l'eau des deux sources est de
bonne qualité.

Relativement à la réfection des égouts qui
doivent conduire au lac toutes les eaux ména-
gères ou autres, je me bornerai à dire que les
détails du projet représentent des travaux
considérables et préparés avec un soin et une
entente remarquables ; mais je tiens à ajouter
que l'installation de nombreuses chasses d'eau,
les unes automatiques les autres devant fonc-
tionner à volonté, constitue une amélioration
considérable en assurant de la manière la plus
complète le lavage des égouts.

En conséquence, nous proposons au comité
de déclarer qu'il ne s'oppose pas à l'exécution
du projet.

Pour copie conforme :

Le Conseiller de Préfecture,
Signé : CHARBONNIER.

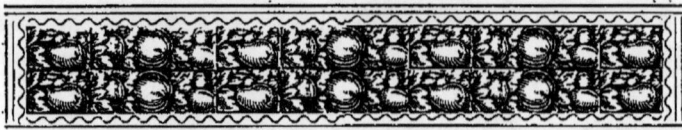

V.

ÉVIAN-LES-BAINS

ARTISTIQUE

~~~~~

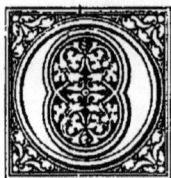

ON a tout fait pour rendre Évian un séjour hygiénique. Le but est atteint. Le lecteur a pu se convaincre, en lisant les approbations données aux projets aujourd'hui exécutés, qu'on ne pouvait pas mieux faire.

Mais l'hygiène ne donne pas satisfaction entière aux besoins de l'être humain. Elle ne prévient pas tous les maux.

L'homme a des besoins artistiques. Il a un grand ennemi qui le talonne quand il a quitté sa maison et ses affaires : c'est l'ennui.

N'est-ce pas aussi de l'hygiène que de pré-
venir un mal moral ?

La Municipalité et l'Administration des Eaux
d'Évian ont compris le sens vrai du vers suivant du poète passé en proverbe :

L'ennui naquit un jour de l'uniformité.

Les plus beaux paysages peuvent devenir
monotones : la nuit leurs charmes ne s'effacent-
ils pas nécessairement ?

Pour parcourir une région en excursioniste,
il faut avoir bon pied et bon œil.

Les fatigues physiques ne sont pas un bien
pour tous les malades. Elles sont redoutées par
plus d'une personne valide.

Toutes ces considérations ont fait que la
Municipalité et la Société des Eaux d'Évian ont
coordonné leurs efforts pour faire de cette station un centre artistique. La Municipalité a
annexé aux beaux salons du Château de Blonay,
qu'une généreuse donation a fait siens, un
théâtre bien aménagé, bien ventilé ; tout y a été
réalisé pour le charme des yeux et des oreilles
et pour la sécurité des spectateurs. Au Nord,

du haut de son balcon, le regard s'étend sur le lac Léman. Quand la nuit est venue on voit, scintiller au large, comme un essaim de lucioles, les mille et mille lumières de Ouchy et de Lausanne.

Grâce au calme du lac, les reflets de l'eau donnent aux fêtes vénitiennes d'Évian, vues de ce balcon, un charme incomparable.

A l'Ouest, la salle du théâtre communique, par un pont vitré, avec le château de Blonay. C'est par ce pont que dans les entr'actes se déverse dans de magnifiques salons le flot des spectateurs.

L'utile et l'agréable sont encore ici réunis; car, entre chaque baisser et chaque lever de rideau, on peut renouveler l'air de la salle, par de très larges ouvertures; pour le bien être des spectateurs et des artistes.

Au-devant du théâtre et du château s'étend, en large terrasse, un beau jardin avec kiosque, pour la musique, artistement dessiné, richement exécuté, et un petit bosquet d'arbres touffus et élancés.

C'est dans ce cadre municipal que la Société des Eaux réunit pendant trois mois des
artistes d'élite, et pour les concerts, et pour
les représentations théâtrales.

Pour le plus modeste des abonnements on
a la jouissance des jardins, des salons, des
concerts et d'un cabinet de lecture largement
pourvu et de journaux illustrés, et de journaux
politiques, et du nécessaire pour les corres-
pondances.

L'abonnement au Casino et aux sources est
pour un mois, de quinze francs ; pour les trois
mois, de vingt francs.

C'est la cordiale entente entre la Municipalité et la Société des Eaux qui a donné à Évian
son merveilleux essor.

. La Société est prodigue de ses deniers pour
son enfant gâté la Ville d'Évian, comme nous
le démontre l'extrait suivant qu'Évian-Programme a copié dans le rapport administratif
de la Société anonyme des Eaux Minérales
d'Évian-les-Bains, portant la date du 25 mai
1898.

« Nous vous avons proposé de porter à
15.142 fr. la part de la ville d'Évian, qui
n'aurait droit, en réalité, qu'au dixième du
dividende distribué à nos actionnaires, soit à
5.000 fr., minimum garanti par notre contrat.
Nous désirons ainsi témoigner à la Municipalité, par cette mesure gracieuse, toute la satisfaction que nous éprouvons à la voir pour-
suivre avec persévérance et activité le plan
général d'embellissement de la station bal-
néaire. Nous lui devions déjà un système com-
plet d'égouts, une voirie telle que n'en possè-
dent point nos grandes villes. Elle offre cette
année à nos baigneurs une magnifique avenue
reliant au quai l'avenue de la Gare, le prolon-
gement du Quai vers Grande-Rive, l'élargissement de l'avenue des Sources qui forme
maintenant une agréable promenade derrière
la cour des bains Cachat, et enfin la lumière
électrique sur toutes les voies publiques. Men-
tionnons aussi le nouvel hôpital, dont l'excel-
lent aménagement fera honneur à la Ville
d'Évian.

« Nous tenons à adresser, en terminant, nos
félicitations et nos remerciements à M. Besson,

qui a su mériter à tant de titres divers l'estime et la reconnaissance de ses concitoyens ; car s'il dirige avec zèle et dévouement nos affaires sociales, nous n'ignorons pas — et l'en félicitons — qu'il place au-dessus de toutes préoccupations le développement toujours croissant du bien-être et de la prospérité du pays d'Évian.

« Nous n'aurons garde non plus d'oublier son vaillant personnel qui le seconde avec tant de dévouement et d'activité. »

L'hygiène morale et l'hygiène médicale ont été réalisées á Évian, grâce à l'heureuse entente de la Société des Eaux Minérales et de la Municipalité. Il y a eu ici comme partout des périodes de luttes ardentes. Aujourd'hui la paix est faite. Nous pouvons donner Évian en exemple à toutes les stations minérales de France, parce qu'on a su mettre en pratique à Évian ce vieil adage populaire :

L'union fait la force.

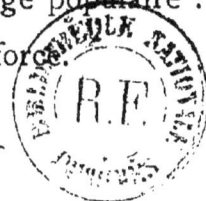